Dietmar Krämer & Hagen Heimann

Bach-Blütentypen

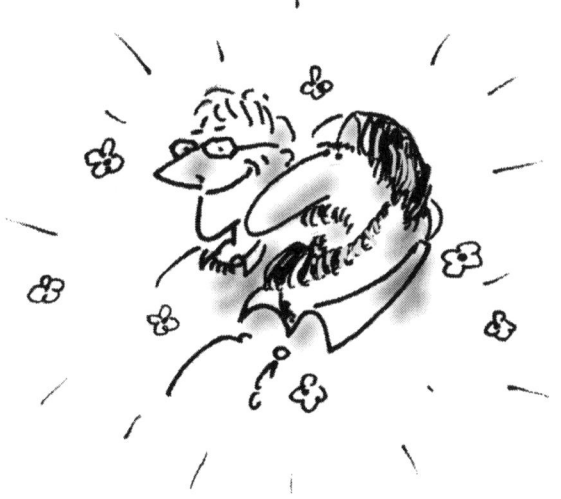

leicht erkannt anhand
markanter Patientenzitate

Erstveröffentlichung 2000
Copyright © 2000 by Dietmar Krämer & Hagen Heimann, Hanau
Alle Rechte der Verbreitung vorbehalten
Umschlaggestaltung: Ingo Rohmann
Layout: Hagen Heimann
Zeichnungen der Bach-Blüten: Tatjana Czeppel
Bach-Zitate wurden entnommen aus: Dr. Edward Bach,
   Gesammelte Werke, Grafing 1989, Aquamarin-Verlag
Herstellung: Libri Books on Demand
Printed in Germany   ISBN 3-8311-1182-0

Erhältlich überall wo es Bücher gibt sowie im Internet unter:
www.bach-blueten-buecher.de

Vorwort

Wie sagt´s mir mein Patient? - Aus seinen eigenen Schilderungen zu entnehmen, welche Bach-Blüte er braucht, ist oft nicht einfach; nicht immer formuliert er sein Problem so, wie es im Lehrbuch steht. Dr. Bach hat außerdem seine Beschreibungen der Blütenbilder sehr kurz und präzise gehalten, um sie nicht zu verwässern.

Aufgrund der sich häufig wiederholenden Frage vieler Seminarteilnehmer - "Das negative Seelenkonzept der Blüte habe ich verstanden, aber wie erkenne ich es beim Patienten?" - entstand dieses Buch. Die Sichtung Tausender Seiten von Behandlungsprotokollen aus 20 Jahren Bach-Blütenpraxis war die Herausforderung diese kleinen Buches. Trotz dieses immensen Materials blieben nur wenige typische und einprägsame Zitate übrig, die tatsächlich auf jeweils eine einzige Blüte zutreffen. Viele Patientenäußerungen beinhalteten gleich mehrere Blütenbilder in einem Satz, bei anderen war die passende Blüte nur im Zusammenhang mit der Lebenssituation des Patienten ersichtlich.

Die markantesten Zitate, für die wir uns nach sorgfältigem Abwägen entschieden haben, sind selbstredend und sollen Ihnen die Bach-Blütentypen auf kurzweilige Art näher bringen.

Agrimony

Odermennig

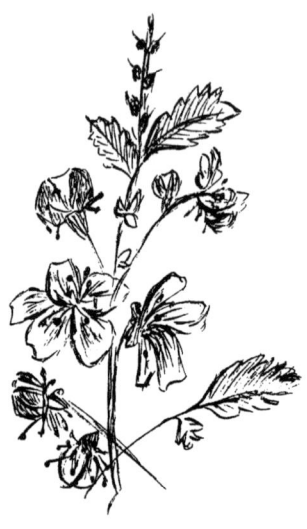

Für die jovialen, fröhlichen und humorvollen Menschen, die den Frieden lieben und unter Meinungsverschiedenheiten und Streitigkeiten leiden; sie sind bereit, viel aufzugeben, um solche Unannehmlichkeiten zu vermeiden. Obwohl sie im allgemeinen Schwierigkeiten haben und innerlich wie äußerlich besorgt und rastlos sind, verbergen sie ihren Kummer hinter einer Maske von Humor und Witz und sind als Freunde und Gesellschafter sehr geschätzt. Häufig greifen sie zu reichlich Alkohol oder Drogen, um sich in Stimmung zu bringen und die Leichtigkeit zu gewinnen, mit der sie ihre Bürde zu tragen gedenken.

Dr. E. Bach

Patientenzitate zu Agrimony

Ganz schnell ist meine Grenze erreicht, wo ich weinen muß; aber ich weine dann nicht.

Frau, 26

Kritik kränkt mich, aber ich würde es nie zugeben.

Künstlerin, 41

Probleme? - Habe ich welche?

Lehrerin, 37

Unglücklich sein? - Wozu?

Hausfrau, 44

Ich kann aus jeder tragischen Situation Komik machen.

Lehrer, 43

Ob das nicht Angst ist vor Nähe, die man hat?

Frau, 26

Wenn ich verletzt werde, tue ich so, als ob nichts geschehen wäre und lächle.

Beamtin, 36

Ich habe oft das Gefühl, daß ich mich durchs Leben mogle und ich ausweiche. Es darf niemand merken wie hilflos ich bin.

Yogalehrerin, 59

Aspen

Zitterpappel

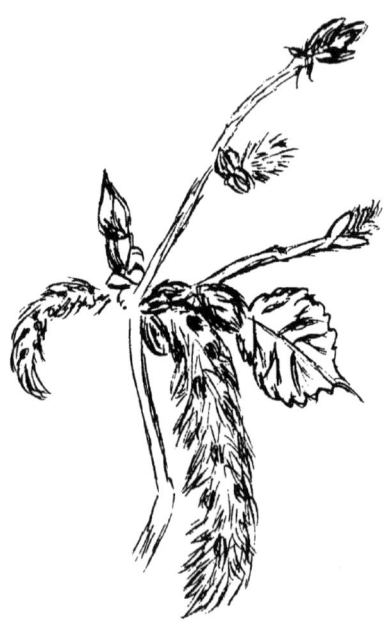

Vage Ängste vor unbekannten Dingen, die sich nicht begründen oder erklären lassen. Trotzdem kann der Patient Angst davor haben, daß etwas Schreckliches passiert, ohne zu wissen, was dies sein könnte. Diese unbestimmten, unerklärlichen Ängste können ihn Tag und Nacht verfolgen. Die so Leidenden fürchten sich oft, über ihre Nöte zu sprechen.

Dr. E. Bach

Patientenzitate zu Aspen

Ich habe am hellichten Tag Angst auf dem Flur,
daß hinter mir der Teufel steht.

Hausfrau, 54

Ich kann mir meine Haare nicht mehr im Wasch-
becken waschen, weil ich da Angst habe, daß
ich im Spiegel hinter mir jemanden stehen sehe.

Frau, 26

Es ist schon ein blödes Gefühl, wenn jemand
hinter mir läuft.

Informatiker, 39

Ich habe oft unheimliche Vorahnungen. Es trifft
alles ein. Das ist mir unheimlich. Den Tod von
meinem Bruder habe ich vorausgeahnt.

Hausfrau,75

Ich habe in meiner Wohnung öfters das Gefühl:
Da ist jemand da. - Es ist mir unheimlich.
Nachts schlafe ich im Hellen.

Pädagogin, 27

Beech

Rotbuche

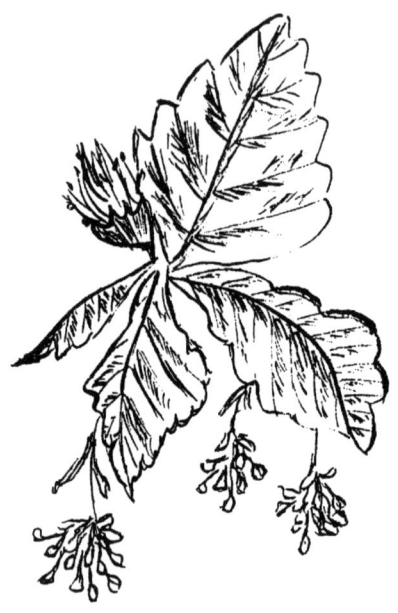

Für jene, die das Bedürfnis haben, in allem, was sie umgibt, besonders das Gute und Schöne zu sehen. Und obwohl vieles offensichtlich falsch ist, haben sie doch die Fähigkeit, das Gute im Innern zu erkennen. So achten sie darauf, toleranter, nachsichtiger und verständnisvoller gegenüber den verschiedenen Weisen zu sein, in denen jeder einzelne und alles sich seiner jeweiligen Vollendung nähert.

Dr. E. Bach

Patientenzitate zu Beech

Es fällt mir schon noch auf, daß andere dümmer
sind als ich.

Hausfrau, 37

Frage: „Sehen Sie leicht Fehler anderer?" -
„Wenn Sie keine machen, nicht."

Angestellte, 42

Ich habe die Toleranz nicht erfunden. Ich kann
unheimlich hart sein.

Masseurin, 33

Ich bin mit nichts zufrieden.

Frau, 26

Es hat mich ja nicht gestört, sondern nur
genervt.

Frau, 29

Ich verurteile nicht, ich beurteile.

Krankenschwester, 46

Ich bin entsetzt über die Fehler anderer.

Yogalehrerin, 59

Centaury

Tausendgüldenkraut

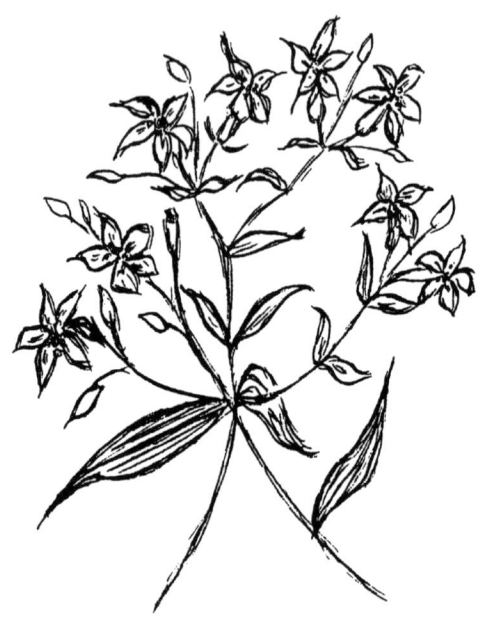

Für jene freundlichen, ruhigen, sanften Menschen, die
überängstlich darauf bedacht sind, anderen zu dienen.
Bei all ihren Anstrengungen überschätzen sie ihre
Kraft. Sie leben so in ihrem beflissenen Streben, daß sie
mehr zu Sklaven als zu willigen Helfern werden. Ihre
gute Arbeit verleitet sie, mehr zu tun, als ihre Aufgabe
wäre, und dabei könnte ihr eigenes Lebensziel vernach-
lässigt werden.

Dr. E. Bach

Patientenzitate zu Centaury

Wenn die anderen meinen, es wäre gut, dann mache ich es halt.

Angestellter, 34

Ich kann doch keine Spritze geben! - Ich will ja niemandem weh tun.

Heilpraktiker, 43

Ich habe versucht, meiner Freundin alles recht zu machen, damit ich sie nicht verliere.

Beamter, 32

Ich bin leicht zu überreden, zu helfen. Ruft mich jemand deswegen an, lasse ich alles liegen.

Hausfrau, 36

Jedes Kind will abends mit mir kuscheln. Ich brauche immer eineinhalb Stunden, um meine drei Kinder ins Bett zu bringen.

Hausfrau, 44

Cerato

Bleiwurz

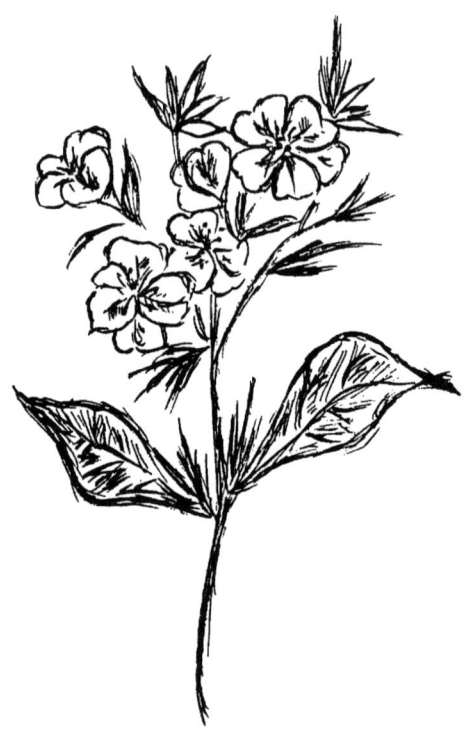

Für jene, die an ihrer Fähigkeit zweifeln, Entscheidungen oder Urteile zu fällen. Sie fragen andere um Rat, und sind oft schlecht beraten.

Dr. E. Bach

Patientenzitate zu Cerato

Ich lasse mir von Bekannten alles auspendeln.

Bürokauffrau, 48

Ich brauche einen Wahrsager als Entscheidungshilfe.

Buchhalterin, 31

Ich möchte, daß mich jemand hypnotisiert und mir sagt, was ich machen soll.

Schüler, 20

Ich suche mittlerweile eigene Standpunkte.

Beamter, 32

Ich frage stets andere was richtig oder falsch sei.

Informatiker, 39

Ich suche die Gebrauchsanleitung für das Leben.

Informatikerin, 55

Ich lasse mich leicht von meinem Ehemann davon überzeugen, daß er recht hat.

Erzieherin, 49

Wenn mein Lektor Mist korrigiert, wen soll ich dann noch fragen?

Schriftsteller, 62

Cherry Plum

Kirschpflaume

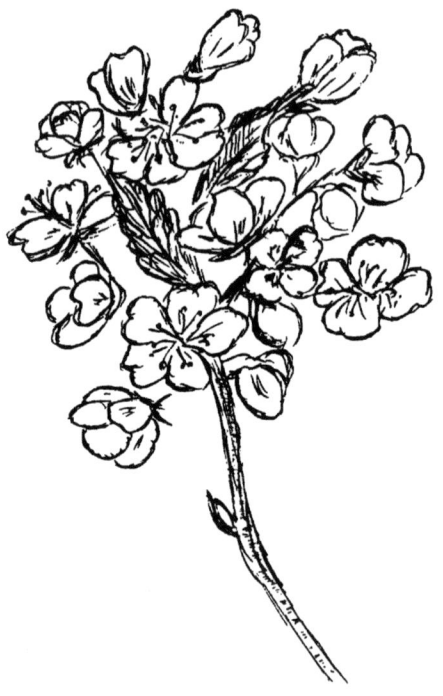

Furcht, den Verstand zu verlieren, oder daß man gefürchtete, schreckliche Dinge tun könnte, die man nicht will und als falsch erkennt, während man trotzdem den Impuls spürt, sie zu tun.

Dr. E. Bach

Patientenzitate zu Cherry Plum

Ich versuche alles was ich tue zu kontrollieren. Dann kontrolliere ich die Kontrolle und anschließend kontrolliere ich die Kontrolle über die Kontrolle. Habe extreme Angst, die Kontrolle zu verlieren.

Lehrer, 44

Ich habe Angst, wenn ich auf einem Hochhaus stehe, daß mich das Gefühl überfällt, ich müßte hinunterspringen.

Hausfrau, 37

Wenn ich ein Messer halte, überkommt mich der Zwang, mir in die Hand zu schneiden.

Hausfrau, 43

Ich habe Angst vor mir selber, mich zu verlieren, die Kontrolle zu verlieren.

Yogalehrerin, 44

Mich überkommt beim Wickeln meines Kindes die Vorstellung, es aus dem Fenster zu werfen. Das macht mir Angst.

Hausfrau, 32

Chestnut Bud

Kastanienknospen

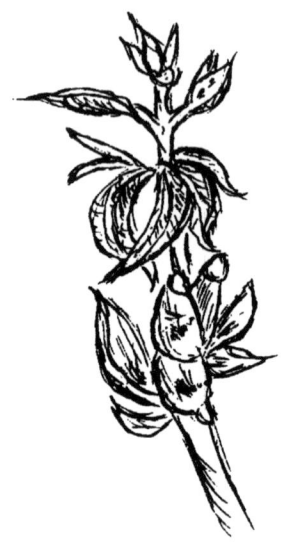

Für jene, die aus Erfahrungen und Beobachtungen nicht genügend zu lernen scheinen und länger als andere brauchen, um die Lektionen des täglichen Lebens zu begreifen. Während bei manchen Menschen eine einzige Erfahrung genügt, ist es für diese notwendig, mehrere zu erleben, bis sie die notwendige Lektion gelernt haben. So sehen sie sich zu ihrem eigenen Bedauern gezwungen, bei verschiedenen Gelegenheiten den gleichen Fehler zu wiederholen, während ein Mal genügt hätte, oder die Beobachtung anderer ihnen diesen Fehler ersparen könnte.

Dr. E. Bach

Patientenzitate zu Chestnut Bud

Wenn ich etwas holen will und dann in das Zimmer gehe, und ich dann vergessen habe, was ich holen wollte, dann gehe ich wieder an die Stelle ins andere Zimmer, wo ich den Gedanken zuerst hatte.

Junge, 6

Ich schiebe Dinge, die mir keinen Spaß machen, häufig auf. Aber sie belasten mich, da sie sich häufen.

Angestellte, 33

Ich habe viele Ideen, aber das artet in Arbeit aus. Dann lasse ich es lieber.

Schüler, 16

Wenn ich meine Koffer packe, denke ich: „Wäre ich doch schon auf den Autobahn." Bin ich auf der Autobahn, denke ich: „Wäre ich doch schon am Ziel."

Künstler, 35

Ich trödele oft und kann nur unter Druck arbeiten.

Buchhalterin, 48

Ich habe einen starken Widerwillen gegen Pflichtarbeiten.

Psychiater, 38

Chicory
Wegwarte

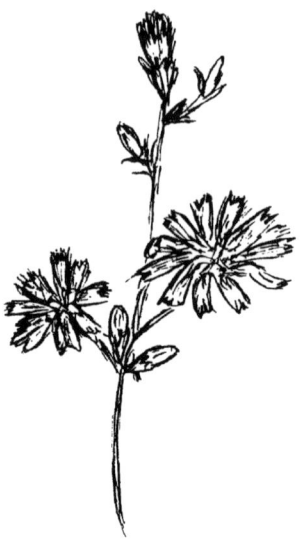

Für jene, die sich sehr um das Wohl und die Bedürfnisse anderer Menschen bekümmern und dazu neigen, sich zu sehr um Kinder, Angehörige, Freunde etc. zu sorgen, bei denen sie immer etwas finden, das sie in Ordnung zu bringen hätten. Sie sind ständig dabei, besser zu machen, was sie meinen, korrigieren zu müssen, und fühlen sich dabei wohl. Sie haben den innigen Wunsch, daß jene, um die sie sich kümmern, in ihrer Nähe sind.

Dr. E. Bach

Patientenzitate zu Chicory

Ich bin sauer auf meine beste Freundin. Sie richtet das Leben jetzt nach Ihrem neuen Freund aus, nicht mehr nach mir.

Frau, 26

Ohne euch würde es mir besser gehen.
Mutter, 43, zu ihren Kindern

Früher habe ich gerne gute Ratschläge gegeben und wollte, daß sie befolgt werden. Jetzt bin ich allein.

Studentin, 37

Ich habe meinen Sohn am Muttertag angerufen und ihn gefragt, ob er nicht was vergessen hätte.

Hausfrau, 68

In der Partnerschaft erwarte ich, daß der andere sich treu um mich sorgt. Der andere sollte doch wissen was ich brauche. Muß ich ihm das denn sagen?

Richter, 31

Clematis

Waldrebe

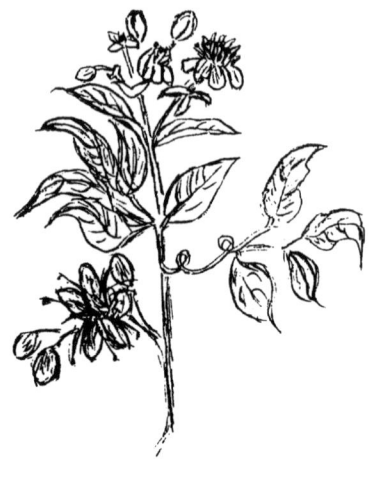

Für jene, die verträumt, schläfrig, nicht ganz wach sind und kein großes Interesse am Leben haben. Ruhige Menschen, die nicht ganz froh mit den gegenwärtigen Umständen sind und mehr in der Zukunft als im Jetzt leben; sie leben ihre Hoffnung auf glücklichere Zeiten, in denen ihre Ideale wahr werden könnten. Im Krankheitsfalle machen manche von ihnen sich kaum oder keine Mühe, wieder gesund zu werden, und einige Fälle scheinen sich sogar auf den Tod zu freuen, in Erwartung besserer Zeiten - oder vielleicht in der Hoffnung, jemandem wiederzubegegnen, den sie durch den Tod verloren hatten.

Dr. E. Bach

Patientenzitate zu Clematis

Ich habe früher lange Zeit in Phantasien und Tagträumen geschwelgt und hatte mit der Realität wenig am Hut.
Verkäuferin, 35

Manchmal träume ich in der Weltgeschichte herum.
Schülerin, 13

Meine Verträumtheit ist jetzt besser. Ich sitze nur noch eine Stunde am Frühstückstisch, früher waren es zwei.
Hausfrau, 39

Luftschlösser? - Die Realität soll sich anpassen!
Hebamme, 41

Ich habe eine kreative Welt in mir, sehr vielfälltig und ästhetisch; die reale Welt ist grausam primitiv.
Geschäftsführer, 34

Ich neige schon zu Illusionen und Träumen. Habe Schwierigkeiten, mit der Realität fertig zu werden.
Hausfrau, 64

Ich schlafe oft gerne, um belastenden Dingen zu entfliehen, wenn es zuviel wird.
Beamtin, 31

Crab Apple

Holzapfel

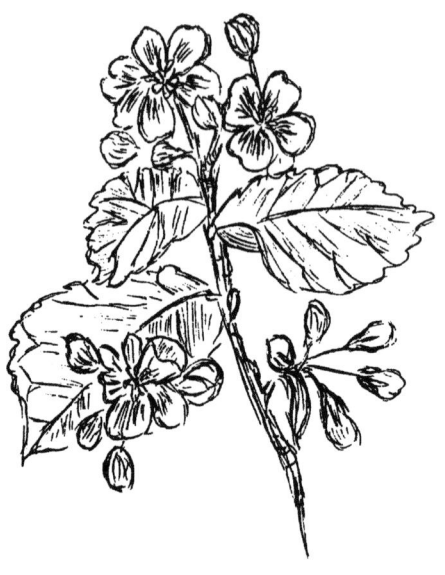

Für jene, die das Gefühl haben, etwas nicht ganz Reines an sich zu haben. Oft ist dies etwas offensichtlich Unbedeutendes. Andere mögen eine weitaus ernstere Krankheit haben. Diese bleibt fast unbeachtet im Vergleich mit der einen Kleinigkeit, auf die sie ihre Aufmerksamkeit konzentrieren. In beiden Fällen sind sie jedoch ängstlich darauf bedacht, frei zu sein von jener einen bestimmten Angelegenheit, die ihr ganzes Denken mit Beschlag belegt und ihnen so wesentlich erscheint, daß sie davon geheilt werden wollen. Sie werden verzagt, wenn die Behandlung fehlschlägt.

Dr. E. Bach

Patientenzitate zu Crab Apple

Ich verkneife mir ein breites Lachen, weil ich hinten bei den Backenzähnen eine Zahnlücke habe. Ich denke, die anderen Leute ekeln sich davor.
Postbote, 22

Ich habe zehn Jahre vegetarisch gelebt und habe mich so gereinigt.
Pädagogin, 40

Ich kann nicht aus einer Tasse trinken, aus der schon jemand anderes getrunken hat. Lehrer, 67

Wenn ich in einem Hotel übernachte, dann kann ich die ersten drei Tage nicht auf die Toilette gehen. Lieber gehe ich in die Büsche, selbst wenn es in der Großstadt ist.
Krankenschwester, 26

Ich wollte immer „Reinheit", deshalb bin ich seit 24 Jahren allein.
Pensionärin, 60

Ich kann nicht akzeptieren, daß ich einmal selber psychisch krank war. Ich empfinde das als Makel.
Psychiater, 28

Elm

Ulme

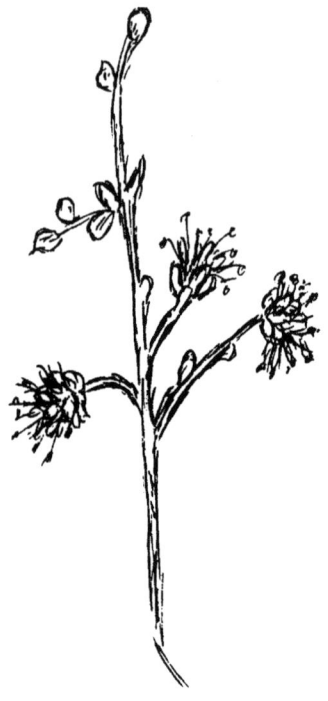

Für jene, die gute Arbeit leisten, der Berufung ihres Lebens folgen und hoffen, etwas Wichtiges zu vollbringen, das möglichst zum Wohle der Menschheit sei. Es gibt Zeiten, wenn sie niedergeschlagen sind und das Gefühl haben, die Aufgabe, die sie sich aufbürdeten, sei zu schwer, und ihre Erfüllung übersteige die menschliche Kraft.

Dr. E. Bach

Patientenzitate zu Elm

Manchmal ist mir alles zuviel.

Beamtin, 36

Bald ist wieder ein Kindergeburtstag. Das ist soviel Arbeit; das schaffe ich nie.

Hebamme, 42

Ich habe soviel Arbeit; ich weiß gar nicht, wo ich anfangen soll.

Hausfrau, 45

Sobald mein Sportlehrer eine Stoppuhr benutzt, kann ich keine Leistung mehr bringen.

Schüler, 14

Der Tag gibt nicht genug her, was ich alles tun müßte.

Therapeutin, 65

Gentian

Herbstenzian

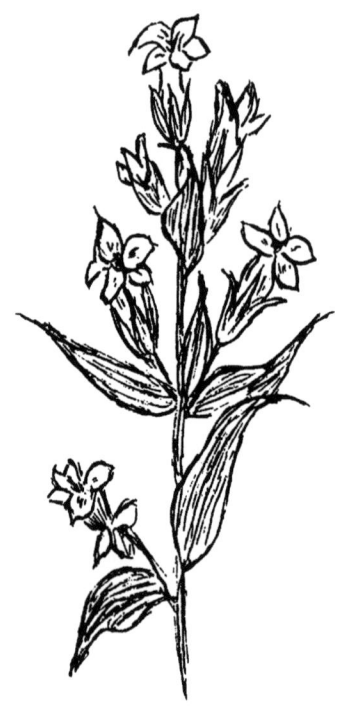

Für jene, die sich leicht entmutigen lassen. Sie machen vielleicht schon gute Fortschritte in ihrer Krankheit oder den Angelegenheiten ihres täglichen Lebens, aber bereits die geringste Verzögerung oder das kleinste Hindernis läßt sie zweifeln und macht sie mutlos.

Dr. E. Bach

Patientenzitate zu Gentian

Ich freue mich schon auf meinen Urlaub; aber auch nicht so sehr, weil ich dann ja wieder zurückkommen muß.

Frau, 26

Ich habe immer Angst, zuviel zu erzählen. Vielleicht verwenden Sie´s mal gegen mich.

Künstlerin, 41

Ich sehe die Dinge nicht negativ, sondern nur realistisch. Was soll ich erwarten? - Du kannst nur enttäuscht werden.

Techniker, 33

Es wird nie Dinge geben, die 100-prozentig sind.

Facharbeiter, 34

O je, o je, jetzt ist alles zu spät.

Lehrerin, 36

Im beruflichen Sommerloch bekomme ich jedesmal Existenzängste.

Selbständiger, 40

Ich habe mich verliebt, gehe aber von vornherein davon aus, daß das eh nichts wird.

Journalistin, 34

Gorse

Stechginster

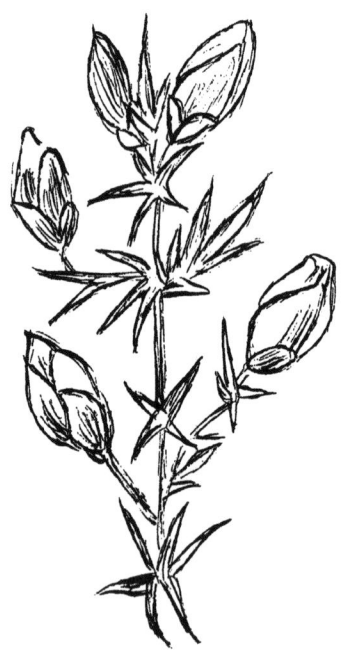

Tiefe Hoffnungslosigkeit; diese Menschen haben den Glauben aufgegeben, daß ihnen noch geholfen werden kann. Auf Zureden und um anderen einen Gefallen zu tun, probieren sie vielleicht verschiedene Behandlungsformen aus, versichern aber dabei ihrer Umgebung, daß die Hoffnung auf Linderung nur ganz gering sei.

Dr. E. Bach

Patientenzitate zu Gorse

Es interessiert mich keine Lösung dafür. Wenn
es eine gäbe, hätte ich die schon.

Studentin, 23

Wenn Sie mit 35 Jahren nicht die Stelle haben,
die Sie haben wollen, dann können Sie es
vergessen.

Künstlerin, 41

Ich habe meine Depressionen seit 26 Jahren.
An Medikamenten habe ich alles ausprobiert,
was es auf dem Markt gibt. Meine Nervenärztin
war ständig am Suchen.

Erzieherin, 49

Wenn ich mal etwas habe, dann werde ich es
nicht mehr los, z.B. meine Akne seit der
Pubertät.

Frau, 34

Soviel Bach-Blüten gibt es überhaupt nicht, um
mir zu helfen.

Designer, 34

Heather

Heidekraut

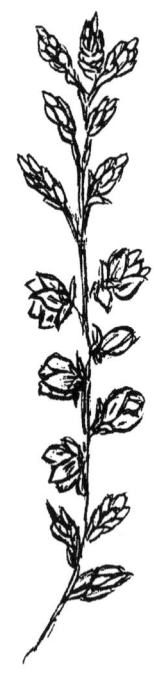

Für jene, die ständig Gesellschaft brauchen und suchen, weil sie es für notwendig halten, ihre eigenen Angelegenheiten mit anderen zu besprechen, ganz gleich, mit wem es auch sei. Sie sind sehr unglücklich, wenn sie einmal längere oder kürzere Zeit allein sein müssen.

Dr. E. Bach

Patientenzitate zu Heather

Ich fühle mich manchmal einsam. Macht nichts,
dann telefoniere ich.

Künstlerin, 41

Mir geht es furchtbar. Mein Arzt sagt, ich hätte
ganz schlimm die Hypochondrie.

Arbeiter, 54

Ich führe Selbstgespräche, weil niemand da ist,
mit dem ich reden kann.

Schülerin, 11

Habe das „Fläschchen" behalten bis zum achten
Lebensjahr.

Schüler, 14

Ich beziehe alles was ich tue auf mich, um mir
selber zu helfen.

Astrologe, 39

Ich jammere nur; habe das Gefühl, ich sterbe
täglich hundertmal.

Studentin, 44

Holly

Stechpalme

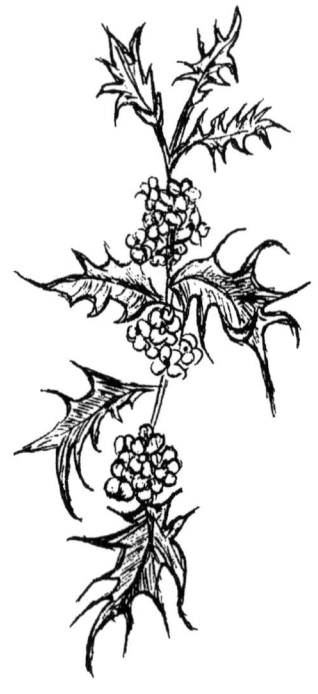

Für jene, die manchmal von Gedanken wie Eifersucht, Neid, Rachsucht oder Argwohn befallen werden. Für die verschiedenen Formen von ärgerlicher Unruhe. Im Innern leiden diese Menschen häufig sehr, und dies oft, wenn es für ihr Unglücklichsein keinen echten Grund gibt.

Dr. E. Bach

Patientenzitate zu Holly

Natürlich brülle ich zurück, wenn ich angebrüllt werde.

Angestellter, 32

Ich wache nachts öfters auf, weil ich im Schlaf laut „Arschloch!" brülle.

Angestellter, 54

Die Eifersucht von meinem Freund macht mich krank, ich könnte ihm ins Gesicht schlagen.

Schülerin, 22

Ich bin wütend, wenn ich gehänselt werde. Ich kann mich noch nicht wehren, da die anderen noch stärker sind.

Junge, 8

Wenn es Streit gibt, raste ich auf der Stelle aus.

Buchhalterin, 31

Ich hatte kürzlich einen so extremen Zorn, daß ich am liebsten mein Auto gegen die Wand gefahren hätte.

Buchhalterin, 48

Honeysuckle

Geißblatt

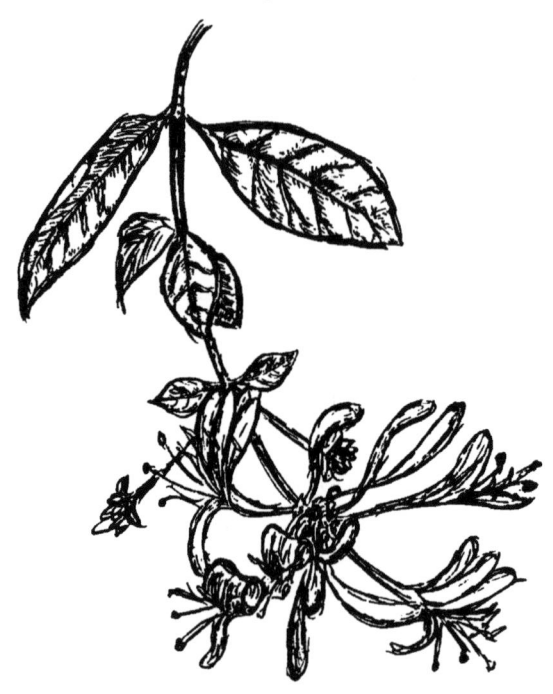

Für jene, die in Gedanken viel in der Vergangenheit
weilen, einer sehr glücklichen Zeit, oder die den
Erinnerungen an einen verlorenen Freund nachhängen
oder alten Wunschträumen, die sich nicht erfüllt haben.
Sie können nicht glauben, außer dem vergangenen noch
einmal Glück zu erleben.

Dr. E. Bach

Patientenzitate zu Honeysuckle

Wenn ich am alten Wohnort vorbeifahre, denke ich oft: „Ach, war das schön hier."

Frau, 26

Ich hätte mich gerne wie ich früher war.

Studentin, 23

Gelegentlich denke ich an die schöne alte Zeit. - Schade, daß es nicht mehr so ist.

Arbeiter, 27

Ich erinnere mich gerne an die Zeit, als mein Leben noch vor mir lag.

Hausfrau, 63

Mein Ehemann weckt mich, seit er zuhause ist, morgens sehr früh, was nicht sein müßte. Ich denke oft an früher, wo ich noch schlafen konnte.

Hausfrau, 41

Alles was früher war, war besser. Ich kann mich heute noch an den Kindergarten erinnern.

Steuerfachgehilfin, 38

Hornbeam

Hainbuche

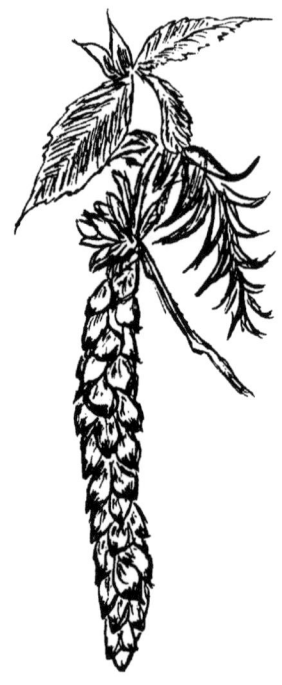

Für jene, die das Gefühl haben, nicht genügend seelische
oder körperliche Kraft zu besitzen, die Bürde des Lebens
zu tragen. Die Angelegenheiten des Alltags erscheinen
ihnen zu schwer, auch wenn sie ihre Aufgabe in der
Regel erfüllen können. Für jene, die glauben, daß sie
körperlich oder seelisch einer Stärkung bedürfen, um ihr
Tagewerk leicht vollbringen zu können.

Dr. E. Bach

Patientenzitate zu Hornbeam

Je weniger ich schlafe, desto besser komme ich
aus dem Bett.

Techniker, 33

Vorm ersten Kaffee läuft nichts.

Facharbeiter, 27

Erzählen Sie mir den Witz später, wenn ich
ausgeschlafen habe, dann kann ich auch
darüber lachen.

EDV-Techniker, 40

Ich bin oft müde und energielos. Doch wenn ich
was zu tun habe, dann geht die Müdigkeit weg.

Bankkauffrau, 35

Ich brauche morgens zwei Stunden, bis ich
wach bin.

Hausfrau, 60

Impatiens

Drüsentragendes Springkraut

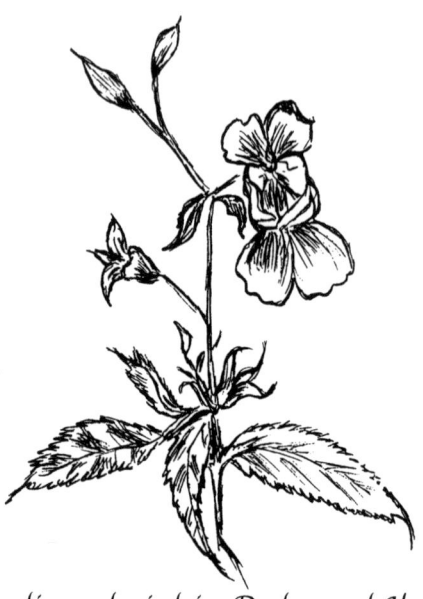

Für jene, die rasch sind im Denken und Handeln und alles schnell und ohne Zögern tun wollen. Im Falle einer Erkrankung sind sie darauf bedacht, rasch wieder zu genesen. Es fällt ihnen sehr schwer, mit langsamen Menschen Geduld zu zeigen, da sie es für falsch und eine Zeitverschwendung halten, und sie setzen alles daran, um solche Menschen in ihrem Tun zu beschleunigen. Oft ziehen sie es vor, allein zu arbeiten und zu denken, so daß sie alles in ihrem eigenen, gewohnten Tempo erledigen können.

Dr. E. Bach

Patientenzitate zu Impatiens

Ich kann nicht mit Leuten im Team arbeiten, die langsamer arbeiten als ich.

Hausfrau, 40

Gönnen Sie sich Ruhe? - Ja schon, wenn ich die Zeit dafür finde.

Rentner, 67

Meine Ungeduld ist jetzt besser. Ich kann mit Ruhe ein Bad nehmen.

Hausfrau, 39

Wenn ich in der Mittagspause an der Bratwurst-bude stehe und warten muß, könnte ich Mäuse bekommen.

Informatiker, 39

Langsame Autofahrer nerven.

Sekretärin, 28

Ich möchte meine Ungeduld los werden. Hoffentlich helfen die Tropfen schnell.

Lehrerin, 49

Larch

Lärche

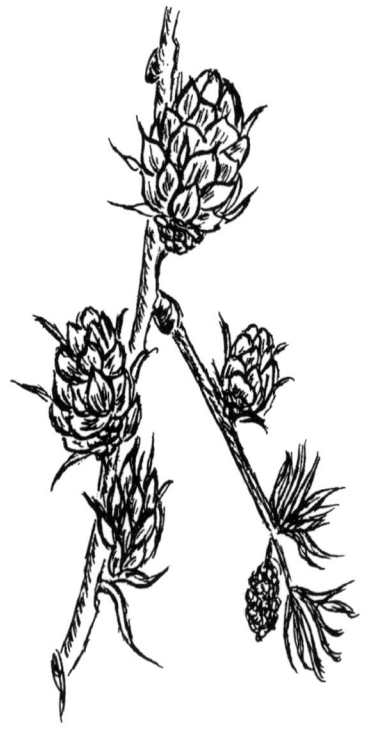

Für jene, die sich selbst nicht als so gut oder fähig halten wie die Menschen ihrer Umgebung. Sie rechnen damit zu scheitern, haben das Gefühl, nie Erfolg zu erleben, und so wagen sie nicht einmal eine Anstrengung, die groß genug wäre, ihnen Erfolg zu bringen.

Dr. E. Bach

Patientenzitate zu Larch

Kritik ist eine harte Sache.

Student, 26

Gegenüber meiner kleineren Schwester kann
ich mich nicht durchsetzen.

Schülerin, 13

Ich bin schüchtern und kontaktscheu.

Beamtin, 36

Ich habe Angst, mich in einer Gruppe
darzustellen und würde mich in Gegenwart
anderer am liebsten unsichtbar machen.

Informatikerin, 55

Wenn ich in der Schule etwas vorlesen muß,
habe ich Schweißperlen auf der Stirn.

Schüler, 12

Mein 5-jähriger Sohn nimmt mich nicht ernst.

Pädagogin, 40

Mimulus

Gefleckte Gauklerblume

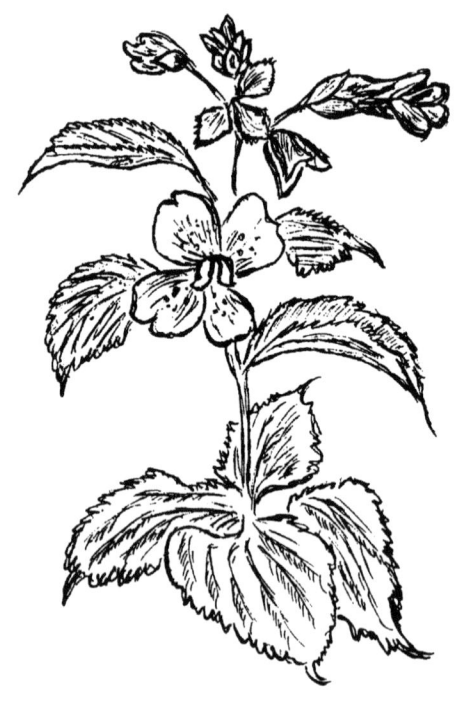

Furcht vor weltlichen, konkreten Dingen, vor Krankheit, Schmerz, Unfällen, Armut, Dunkelheit, Alleinsein, Unglück. Die Ängste des täglichen Lebens. Diese Menschen ertragen ihre Ängste, ohne zu klagen und sprechen nur selten frei darüber zu anderen.

Dr. E. Bach

Patientenzitate zu Mimulus

Ich bin empfindlich gegen laute Geräusche und Streitgespräche. Werde als Mimose bezeichnet.

Steuerberater, 56

Habe die Hochzeitsfeier meines Sohnes abgesagt, weil ich den Lärm nicht ertragen kann.

Rentnerin, 69

Ich vertrage ganz schwer Schmerzen.

Zahnärztin, 44

Nach dem Horrorfilm habe ich mich nicht mehr getraut, durch das kleine Waldstück mit dem Fahrrad nach Hause zu fahren.

Schüler, 15

Mustard

Wilder Senf

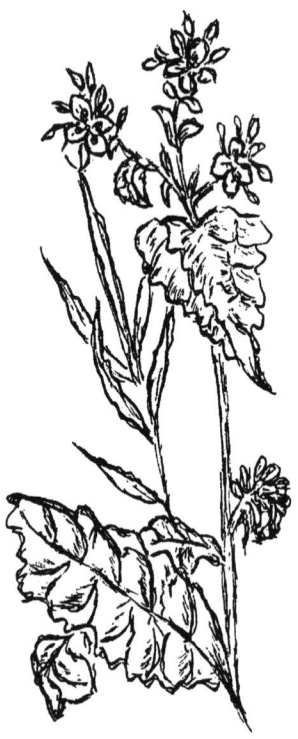

Für jene, die zuweilen schwermütig oder gar verzweifelt sind, als ob eine kalte, dunkle Wolke sie überschattete und Licht und Lebensfreude vor ihnen verberge. Vielleicht ist es gar nicht möglich, solche Phasen zu begründen oder zu erklären. Unter diesen Umständen ist es fast ausgeschlossen, glücklich oder fröhlich zu sein.

Dr. E. Bach

Patientenzitate zu Mustard

Depression? - Manchmal fühle ich mich darin, obwohl es keinen Grund gibt.

Studentin, 23

Bin manchmal traurig, weiß nicht wo es herkommt, aber es geht wieder schnell. Dann bin ich wieder froh.

Selbstständige, 39

Ich habe Sehnsucht nach etwas, von dem ich nicht weiß was es ist.

Frau, 39

Ich kann mich nicht freuen. Ich weiß nicht, was mich traurig macht.

Frau, 33

Oak

Eiche

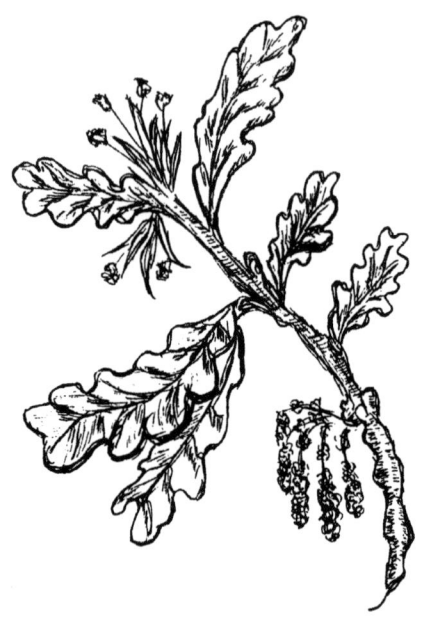

Für jene, die sich sehr anstrengen und Mühe geben, um wieder gesund zu werden, und auch in ihrem täglichen Leben hart kämpfen. Sie werden weiterhin eines nach dem anderen ausprobieren, auch wenn ihr Fall hoffnungslos scheint. Sie kämpfen weiter. Sie sind nicht zufrieden mit sich selbst, wenn Krankheit ihnen die Erfüllung ihrer Pflichten oder ihrer Hilfe für andere durchkreuzt. Sie sind tapfere Menschen, die gegen große Schwierigkeiten ankämpfen, ohne daß ihre Anstrengungen oder ihre Hoffnung dabei nachlassen.

Dr. E. Bach

Patientenzitate zu Oak

Ich halte durch bis zum Umfallen.

Hausfrau, 40

Ich übergehe meine Tiefpunkte und komme dann oft spät (2 Uhr) ins Bett. Ich fühle mich wie ein Roboter.

Journalistin, 34

Ich treibe Raubbau an meiner Gesundheit und habe über Monate nur drei bis vier Stunden pro Nacht geschlafen.

Facharbeiter, 34

Ich bin ein Workoholic und habe schon von Freitagabend bis Montagfrüh ohne Schlaf und Essen durchgearbeitet.

Programmierin, 55

Olive

Ölbaum

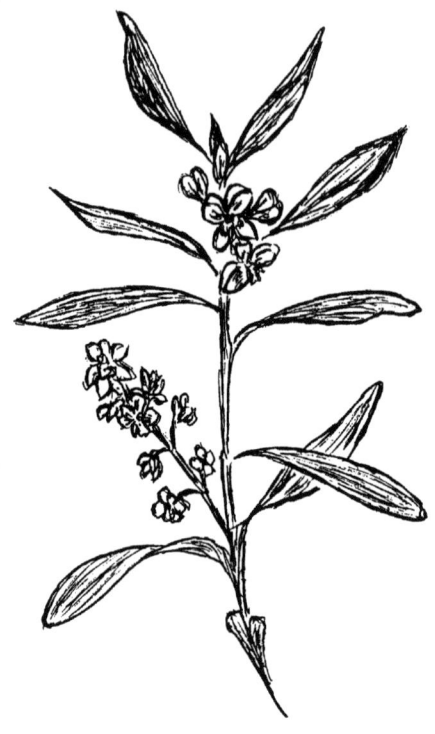

Für jene, die seelisch oder körperlich so gelitten haben, so erschöpft und müde sind, daß sie das Gefühl haben, keine Kraft mehr zu besitzen, um sich von neuem anzustrengen. Das tägliche Leben ist für sie Schwerarbeit, freudlose Mühe.

Dr. E. Bach

Patientenzitate zu Olive

Ich bin völlig energielos, habe keinen Antrieb
und fühle mich 20 Jahre älter als meine Mutter.

Bankkauffrau, 37

In der Schule denke ich oft, ich schaffe die
fünfte Stunde nicht mehr.   Lehrerin, 42

Meine Beine wackeln vor Erschöpfung.

Hausfrau, 31

Zur Zeit bin ich lieber allein, da ich für
Geselligkeiten zu erschöpft bin.   Koch, 49

Ich bin schnell erschöpft und schleife mich
durch die Gegend.   Hausfrau, 48

Ich habe oft Schwächezustände bis hin zu
Zusammenbrüchen. Es zieht mir dann richtig die
Beine weg.   Yogalehrerin, 59

In meinem Zweitstudium habe ich mich völlig
verausgabt. Seither komme ich nicht mehr auf
einen grünen Zweig.

Lehrer, 42

Pine

Kiefer

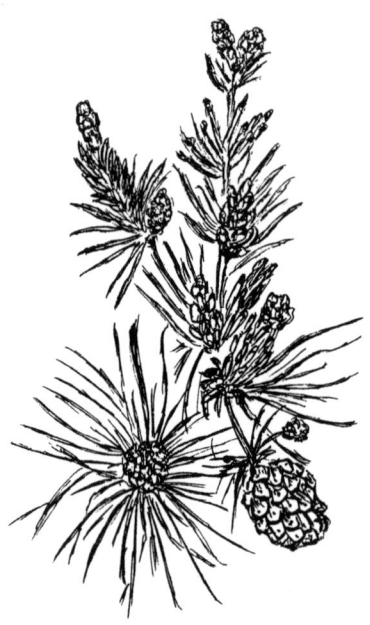

Für jene, die sich selbst Vorwürfe machen. Selbst wenn
sie erfolgreich sind, denken sie, sie hätten es noch besser
machen können, und sind nie zufrieden mit ihren
Bemühungen oder deren Resultaten. Sie arbeiten schwer
und leiden sehr unter den Fehlern, die sie sich selbst
einreden. Manchmal, wenn es einen Fehler gibt, den
andere verschuldet haben, nehmen sie diesen sogar auf
sich und fühlen sich verantwortlich.

Dr. E. Bach

Patientenzitate zu Pine

Habe Schuldgefühle gegenüber meinem Hund -
ich biete ihm nicht genug.

Künstler, 35

Ich will mich niemandem zumuten.

Künstler, 34

Ich habe Probleme, das Honorar zu fordern, das
mir zusteht, da ich denke, ich sei es nicht wert.

Therapeutin, 54

Was Schuldgefühle sind, weiß ich nicht, aber
ein schlechtes Gewissen habe ich.

Künstlerin, 55

Ich habe Schuldgefühle, weil´s mir besser geht
als anderen. Deshalb verbringe ich meinen
Urlaub nur bei solchen, denen es schlecht geht,
um ihnen zu helfen.

Angestellte, 53

Ich habe Schuldgefühle Pflanzen gegenüber,
weil ich sie im Garten umgebracht habe.

Hausfrau, 55

Red Chestnut

Rote Kastanie

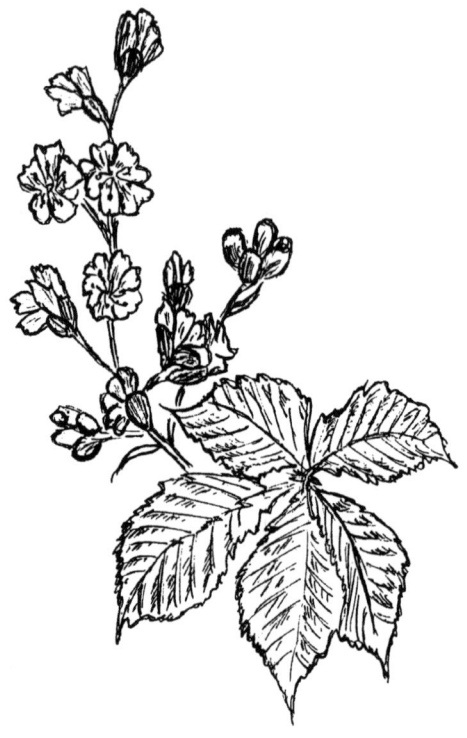

Für jene, denen es schwerfällt, sich nicht um andere zu ängstigen. Oft haben sie es schon aufgegeben, sich über sich selbst Sorgen zu machen, können aber um jene, die sie lieben, viel bangen und leiden und haben häufig Angst, daß ihnen etwas Schlimmes zustoßen könnte.

Dr. E. Bach

Patientenzitate zu Red Chestnut

Ich habe Angst, daß ich etwas unkonzentriert mache und ein anderer davon Schaden trägt.

Sachbearbeiterin, 51

Ich habe Angst um meinen Ehemann, wenn er unterwegs ist. Ich schaue dann häufig in der Garage nach, ob er nicht schon da ist.

Hausfrau, 34

Habe in gewisser Weise schon Angst, daß dem Enkel was passiert; aber ich empfinde nicht so den Schmerz für mich, sondern für die Mutter.

Rentnerin, 69

Ich habe Angst um meine Frau. Die arbeitet sehr viel. Hoffentlich hält sie das durch.

Küchenmeister, 51

Ich habe ständig Angst um meinen Hund. Wenn mein Freund mit dem Hund unterwegs war, hatte ich Angst, es könnte dem Hund etwas passieren.

Studentin, 34

Rock Rose

Gelbes Sonnenröschen

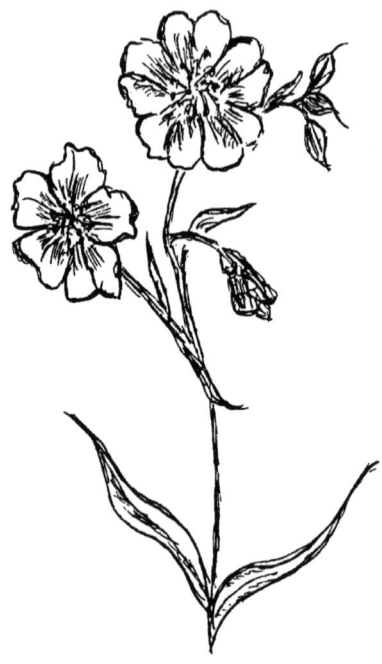

Das Heilmittel in Notfällen, ja, in allen Fällen, in denen es scheinbar keine Hoffnung mehr gibt. Bei Unfällen oder plötzlicher Erkrankung, oder wenn der Patient sehr erschreckt ist oder große Angst hat, oder wenn die Lage ernst genug ist, um den Anwesenden ebenfalls große Angst einzujagen.

Dr. E. Bach

Patientenzitate zu Rock Rose

Ich ging an einer Bushaltestelle vorbei. Ein kleines Kind schrie: „Buh!" - Ich war total geschockt.

Künstlerin, 40

Ich bin bei meiner Geburt im Geburtskanal stecken geblieben. Heute habe ich Angst vor allem Beklemmenden.   Buchhalterin, 48

Es war Krieg. Ich war ein Jahr lang auf der Flucht. - Tag und Nacht über Leichen gelaufen, und dann hat mich mit 14 der Russe doch noch gekriegt.   Rentnerin, 68

Beim Wäschewaschen im Waschkeller stand auf einmal eine Frau mit verschränkten Armen hinter mir. Habe mich so erschreckt, daß ich das ganze Haus zusammengeschrien habe.

Pensionärin, 67

Wenn mein Mann auf Socken durch die Wohnung geht und plötzlich vor mir steht, dann erschrecke ich.

Rentnerin, 69

Rock Water

Quellwasser

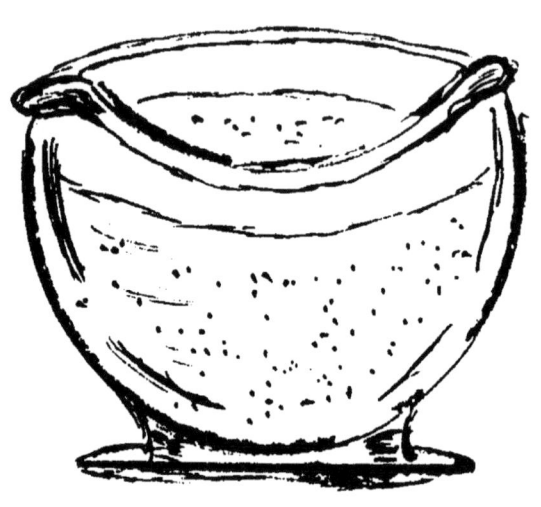

Für jene, die in ihrer Lebenseinstellung sehr strikt sind. Sie versagen sich selbst viel von der Freude und den Vergnügungen des Lebens, weil sie meinen, diese ständen ihrer Arbeit im Wege. Sie sind sich selbst gestrenge Lehrmeister. Sie wünschen, gesund, kräftig und aktiv zu sein und werden alles tun, das sie ihrer Meinung nach in diesem Zustand erhält. Sie hoffen, Vorbilder zu sein, die andere anregen, die dann ihren Vorstellungen folgen und sich dadurch zu besseren Menschen entwickeln.

Dr. E. Bach

Patientenzitate zu Rock Water

Wenn man den spirituellen Weg geht, hat man kein Recht zu klagen.

Krankenschwester, 47

Der Wunsch ist schon da, aber dem würde ich nie nachgeben.

Künstlerin, 41

Ich mache aus meinem Magen keine Mördergrube.

Rentnerin - seit ca. 34 Jahren Vegetarierin

In der Erziehung meines Sohnes habe ich versagt. - Ich konnte meine Werte nicht rüberbringen, meine Vorbildfunktion hat nicht geklappt.

Hausfrau, 57

Die Vorstellung, mich scheiden zu lassen, ist für mich ein moralisches Problem.

Therapeutin, 54

Durch meine katholische Erziehung ist das Thema „Sex" tabu für mich.

Pädagogin, 40

Scleranthus

Einjähriger Knäuel

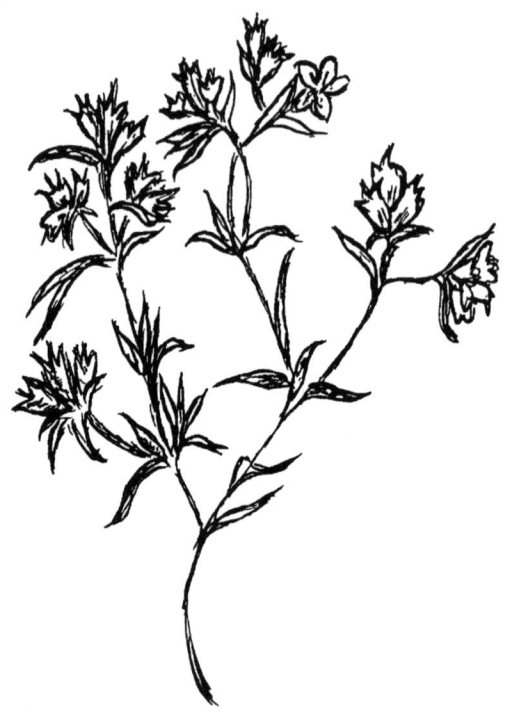

Für jene, die sehr darunter leiden, sich nicht zwischen zwei Dingen entscheiden zu können, weil abwechselnd das eine, dann das andere ihnen richtig erscheint. Sie sind im allgemeinen stille Menschen, die ihre Schwierigkeiten allein tragen, da sie nicht geneigt sind, mit anderen darüber zu sprechen.

Dr. E. Bach

Patientenzitate zu Scleranthus

Ganz egal für was ich mich auch entscheide, ich bin mit keiner Entscheidung glücklich.

Masseurin, 33

Wenn ich mit Freunden einen trinken gehe, kann ich nicht gleichzeitig für die Schule lernen.

Schüler, 16

Meine Gedanken sind wie eine Affenschaukel, sie gehen hin und her. Kauffrau, 54

Ich bin zwischen meinem Ehemann und meinem Freund hin- und hergerissen und denke immer daran, was ich verliere, wenn ich den einen verlasse.

Designerin, 38

Ich bin entweder brav und anständig oder raste total aus. Erzieherin, 39

Während der Arbeit habe ich was gesehen, das auch wichtig ist und habe dann damit gleich angefangen, obwohl es auch später noch hätte getan werden können. Facharbeiter, 34

Star of Bethlehem

Doldiger Milchstern

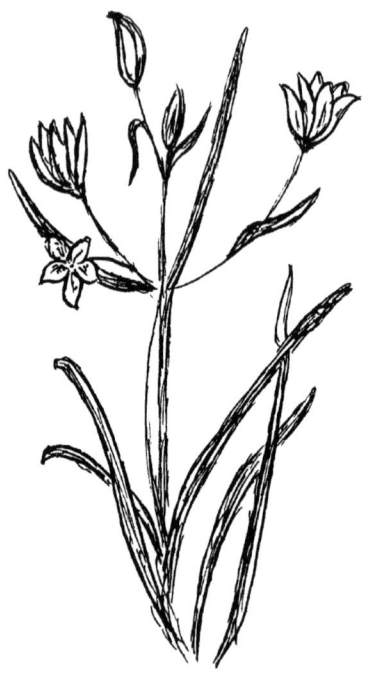

Für jene, die in großer Bedrängnis oder in Umständen sind, die sie sehr unglücklich machen. Der Schock einer schlimmen Nachricht, der Verlust eines lieben Menschen, der Schreck nach einem Unfall und ähnliche Zustände. Für jene, die sich eine Zeitlang gar nicht trösten lassen wollen, bringt dieses Heilmittel Erleichterung.

Dr. E. Bach

Patientenzitate zu
Star of Bethlehem

Meine Tante ist gestorben. - Das war wie ein Schlag für mich. Die Reaktion kam Tage und Monate später, im Moment selber nicht.

Künstlerin, 41

In unangenehmen Situationen bin ich wie blockiert. Ich reagiere nicht, werde nicht wütend, sondern eher depressiv.

Beamtin, 36

Als mein Freund aus seinem Urlaub zurückkam, sind wir schön Essen gegangen. Gerade als ich ein Stück Fleisch gegessen hatte, sagte er mir, daß er sich verliebt habe und Schluß sei. Seitdem vertrage ich kein Fleisch mehr.

Studentin, 32

Ich bin alleine bei meinem Vater aufgewachsen. Als 17jähriger stand ich in einem Kaufhaus. Es kam eine fremde Frau auf mich zu und sagte: „Hallo, ich bin deine Mutter."

Koch, 21

Sweet Chestnut

Edelkastanie

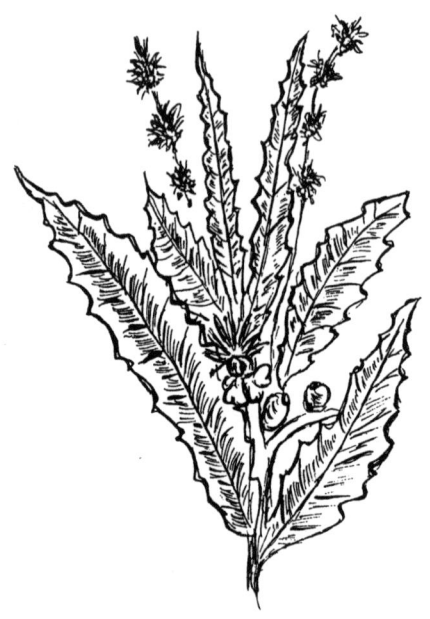

Für jene Phasen, die manche Menschen zuweilen erleben,
in denen die Seelenqual so groß ist, daß sie unerträglich
scheint. Wenn man seelisch oder körperlich meint, bis
zum Äußersten seiner Belastbarkeit geführt worden zu
sein und jetzt nachgeben, zusammenbrechen zu müssen.
Wenn es den Anschein hat, daß man nichts anderes
mehr als Zerstörung und Auslöschung gewärtigen
könnte.

Dr. E. Bach

Patientenzitate zu
Sweet Chestnut

Ich habe nie an Gott geglaubt, aber in diesem
Moment fühlte ich: „Ich bin von Gott verlassen."

Künstlerin, 43

In verzweifelten Situationen spüre ich nur, daß
ich einen Körper habe und atmen kann, alles
andere ist weg, vorbei. Es ist ein Gefühl totaler
Leere und Isolation. Ich fühle mich dann wie ein
Mensch, dem man beide Arme abgehackt hat.

Krankenschwester, 26

Ich ertrage das Leben nicht mehr, bin nur ein
Fleischkloß. Umbringen will ich mich nicht,
leben kann ich nicht; es ist ausweglos.

Künstler, 34

Ich bin verzweifelt, wenn etwas schief geht oder
sich mir Hindernisse in den Weg stellen.

Psychiater, 38

Ich habe das Gefühl, mit dem Rücken zur Wand
zu stehen. Nichts geht mehr.

Grafikerin, 34

Vervain

Eisenkraut

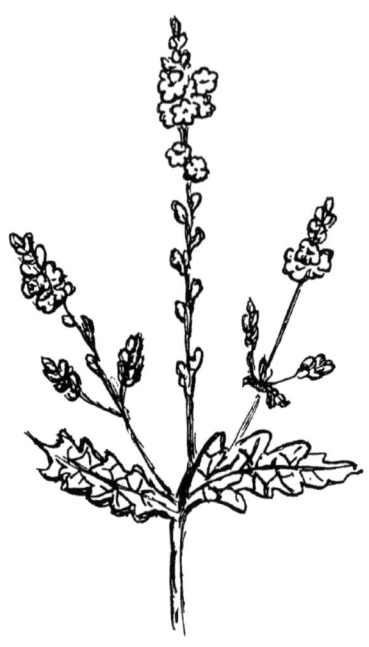

Für jene mit festen Prinzipien und fixen Vorstellungen, die sie für richtig halten und nur sehr selten ändern. Sie haben das starke Verlangen, alle zu ihren eigenen Ansichten über das Leben zu bekehren. Sie sind willensstark und zeigen viel Mut, wenn sie überzeugt sind von den Dingen, die sie andere lehren möchten. Sind sie krank, halten sie sich noch lange auf den Beinen und bleiben an ihrer Arbeit, wenn andere ihre Pflichten schon längst aufgegeben hätten.

Dr. E. Bach

Patientenzitate zu Vervain

Meine Eltern behandeln meinen kranken Bruder falsch. Wenn ich das mitbekomme, dann bekomme ich die Krise.

Medizinstudentin, 23

Als ich um 20 Uhr mit meinem Freund eine Runde Computer spielen wollte, ging nach dem „kurzen" Spiel die Sonne auf, weil wir nicht aufhören konnten.

Student, 24

Wenn jemand etwas auf den Boden wirft, sage ich ihm, er solle es aufheben, selbst wenn´s ein alter Mann mit Rheuma ist.

Studentin, 22

Ich bin sehr empfindlich gegen Ungerechtigkeiten und könnte Kreuzzüge machen.

Rechtsanwalt, 51

Wenn ich nichts mache, dann tut niemand etwas in der BRD.

Hausfrau, 65

Vine

Weinrebe

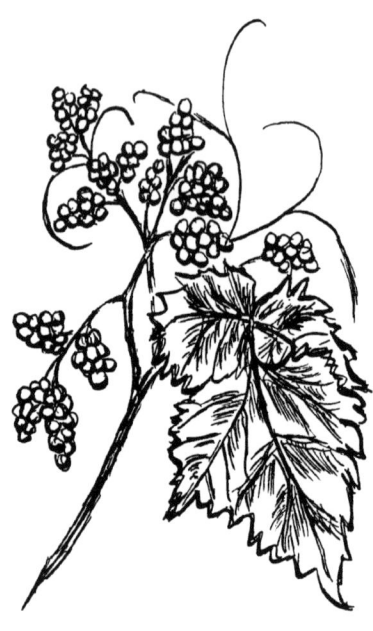

Sehr fähige Menschen, die sich ihrer Fähigkeiten gewiß
sind und ihren Erfolg zuversichtlich erwarten. Bei all
ihrer Sicherheit denken sie, daß es auch für andere gut
wäre, wenn sie sich überreden ließen, so zu handeln wie
sie selbst, oder wie sie meinen, daß es richtig sei. Selbst im
Krankheitsfall werden sie denen, die ihnen helfen und sie
pflegen, Anweisungen erteilen und sich besserwisserisch
zeigen. In Notsituationen sind sie zu außerordentlichen
Leistungen in der Lage.

Dr. E. Bach

Patientenzitate zu Vine

Ich werde wütend, wenn der andere nicht das macht, was er soll.

Angestelle, 40

Meine Mami ist frech; sie diskutiert zu viel, wenn ich etwas von ihr will.

Junge, 8

Wenn mich ein Angestellter ärgert, bekommt er sofort die fristlose Kündigung.

Geschäftsfüherin, 43

Mein Chef hat immer noch Angst vor mir.

Steuergehilfin, 37

Ich versuche in meiner Wut mich unbedingt durchzusetzen und komme nicht auf den Gedanken, daß ich unrecht haben könnte.

Arzthelferin, 51

Walnut

Walnuß

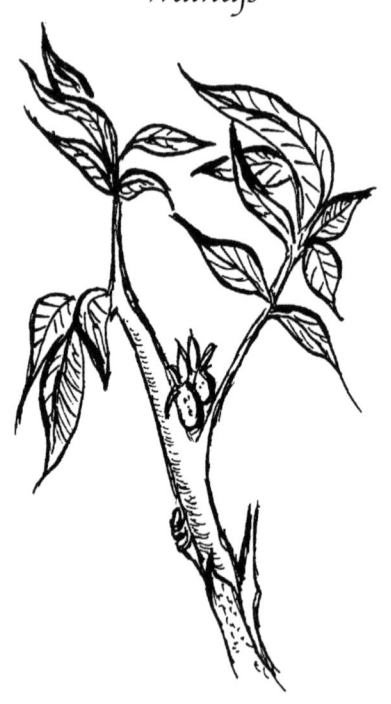

Für jene, die bestimmte Ideale und feste Zielsetzungen im Leben haben und diese verfolgen, bei seltenen Gelegenheiten jedoch versucht sind, sich von ihren eigenen Vorstellungen, Zielen und Arbeiten ablenken zu lassen durch die Begeisterung, die Überzeugungen oder Ansichten anderer. Dieses Heilmittel gibt ihnen Standhaftigkeit und schützt sie vor Beeinflussung von außen.

Dr. E. Bach

Patientenzitate zu Walnut

Die Anpassung an meine neue Frau klappt nicht.

Koch, 23

Ich wehre mich gegen alle Änderungen im Außen.

Journalistin, 37

Jetzt habe jetzt wieder einen Job. Nur muß ich jetzt früher aufstehen als sonst.

Buchhalter, 33

Ich habe noch nicht mit dem Englischkurs angefangen, da ich nicht weiß, wie ich meinem Mann beibringen soll, daß ich jetzt mehrere Stunden außer Haus bin.

Hausfrau, 39

Ich bekomme oft die Schmerzen anderer, z.B. die Migräne der Nachbarin.

Pensionärin, 61

Water Violet

Sumpfwasserfeder

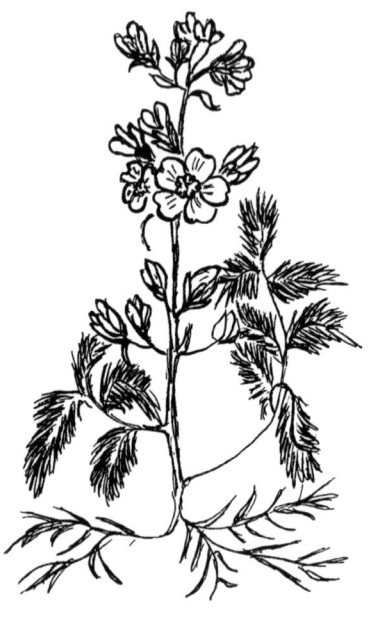

Für jene, die in Gesundheit oder Krankheit lieber allein sind. Sehr stille Menschen, die sich lautlos bewegen, wenig und in sanftem Ton sprechen. Sie sind sehr unabhängig, fähig und selbstsicher, fast ganz unbeeinflußt von den Meinungen anderer. Sie sind zurückhaltend, lassen andere in Ruhe und gehen ihre eigenen Wege. Oft sind sie intelligent und talentiert. Ihre Ruhe und ihr innerer Frieden ist ein Segen für ihre Umwelt.

Dr. E. Bach

Patientenzitate zu Water Violet

Ich mache auf der Arbeit nie Fehler; ich kann immer kontrolliert werden.

Verkäufer, 30

Mama, schlag mich doch, wenn es dich erleichtert.

Junge, 8, nachdem er etwas ausgefressen hat.

Ich empfinde meine Arbeit als Beleidigung für den Geist.

Psychiater, 38

Männer sind mir geistig unterlegen.

Künstlerin, 40

Um Hilfe bitten? - Da müßte es mir schon sehr schlecht gehen.

Lehrer, 50

Ich bin der Actor! Es ist nicht mehr nötig, mich jemandem unterzuordnen.

Flugbodenpersonal, 43

Die TCM-Klinik hat mir außer Weisheiten nichts gebracht.

Hausfrau, 46

White Chestnut

Weiße Kastanie

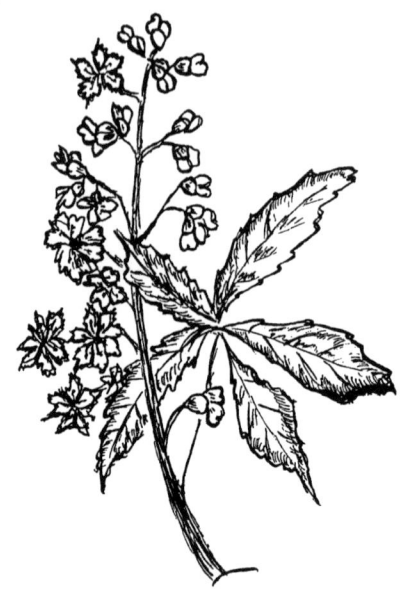

Für jene, die sich nicht dagegen wehren können, daß ihnen Gedanken, Vorstellungen und Argumente in den Sinn kommen, die ihnen unerwünscht sind. Das geschieht gewöhnlich in jenen Augenblicken, wenn das momentane Interesse nicht stark genug ist, um ihre Aufmerksamkeit ganz zu fesseln. Bedrückende Gedanken drängen sich immer wieder vor, und wenn sie einige Zeit verbannt waren, kehren die hartnäckig zurück. Sie scheinen sich ständig im Kreis zu drehen und verursachen viel seelische Qual.

Dr. E. Bach

Patientenzitate zu
White Chestnut

Nach einer Vorlesung hatte ich die ganze Zeit die Stimme des Referenten im Kopf. Ich war kurz davor, den Kopf zu halten und „stop!" zu schreien.

Studentin, 26

Wenn ich morgens eine Melodie höre, behalte ich sie den ganzen Tag.

Studentin, 19

Meine Gedanken kreisen extrem, und ich sage zu meinem Kopf, er solle aufhören zu denken.

Designerin, 38

Weil ich meine Gedanken nicht abschalten kann, kann ich auch kein Autogenes Training machen.

Hausfrau, 30

Ich kann abends nicht einschlafen, habe Gedanken wie in einem Bienenhaus.

Künstlerin, 44

Wild Oat

Waldtrespe

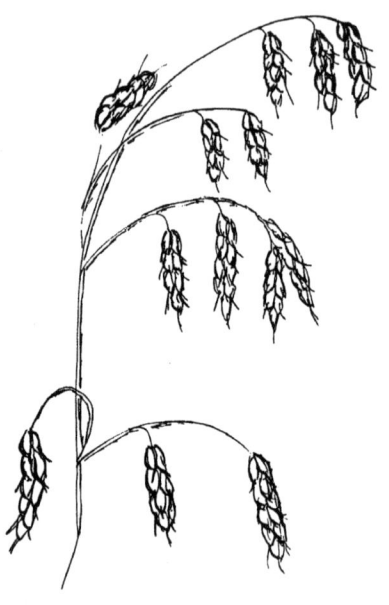

Für jene, die den Ehrgeiz haben, in ihrem Leben etwas Außerordentliches zu leisten, die viel Erfahrung sammeln und alles genießen möchten, was das Leben ihnen zu bieten hat, die sich des Lebens in vollen Zügen erfreuen wollen. Ihre Schwierigkeit besteht darin zu entscheiden, welcher Beschäftigung sie nachgehen sollen, denn obgleich ihr Ehrgeiz groß ist, fühlen sie sich von keiner Berufung besonders angezogen. Dies kann zu Verzögerungen und Unzufriedenheit führen.

Dr. E. Bach

Patientenzitate zu Wild Oat

Wo mein Problem liegt? Das will ich gerade wissen. Deshalb bin ich hier.

Künstler, 38

Ich habe meinen Weg noch nicht gefunden.

Frau, 47

Ich bin desinteressiert an allem; man hat alles schon mal gemacht.

Schüler,16

Berufliche Entscheidungen überlasse ich dem Zufall.

Journalistin, 34

Mir ist es jeden Tag langweilig. Meist vertrödle ich die Zeit und warte, bis etwas im Fernsehen kommt.

Schüler, 12

Ich suche eine neue Aufgabe, einen Job, den ich die nächsten 40 Jahre ausüben könnte.

Pensionärin, 61

Wild Rose

Heckenrose

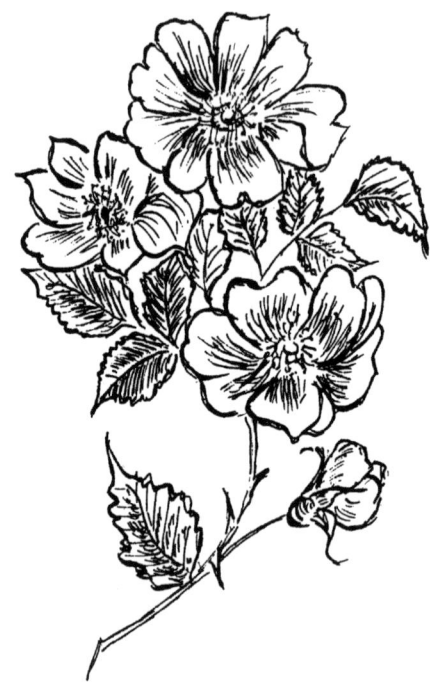

Für jene, die sich ohne genügenden Grund in Gleichgültigkeit allem ergeben, das geschieht, die einfach durchs Leben treiben, es annehmen wie es sich bietet, ohne irgendeine Anstrengung zu unternehmen, die Dinge zu bessern und etwas Freude zu finden. Sie haben sich dem Lebenskampf klag- und widerstandslos ergeben.

Dr. E. Bach

Patientenzitate zu Wild Rose

Ich hatte mal eine Zukunft; jetzt ist sie
ausgeträumt.

Hausfrau, 52

Als der Streit mit meinem Bruder begann, wäre
ich am liebsten auf dem Friedhof geblieben.

Hausfrau, 75

Es gibt Situtationen in meinem Leben, in denen
ich am liebsten Schluß gemacht hätte.

Therapeutin, 52

Ich habe resigniert. - Es hat alles keinen Sinn
mehr. Ich habe schon drei Selbstmordversuche
hinter mir.

Schülerin, 14

Ich muß jeden Morgen zu mir sagen: „Ich will
leben." - Am liebsten wäre ich tot.

Grafikerin, 34

Willow

Gelbe Weide

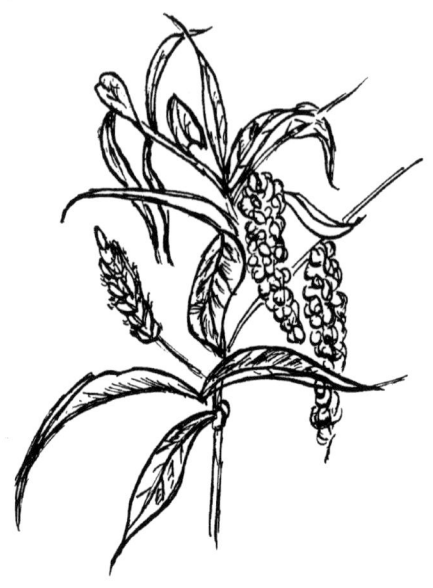

Für jene, die ein Mißgeschick oder Unglück erlitten haben und dies schwer ohne Klagen und Verbitterung annehmen können, da sie das Leben vor allem nach dem Erfolg beurteilen, den es ihnen bringt. Sie haben das Gefühl, so schwere Prüfungen nicht verdient zu haben; sie meinen, es sei ihnen Unrecht widerfahren und werden verbittert. Oft zeigen sie weniger Interesse und sind weniger aktiv in bezug auf jene Dinge, die ihnen früher Freude und Befriedigung gebracht haben.

Dr. E. Bach

Patientenzitate zu Willow

Ich habe Ärger gehabt. - Das wäre nicht nötig gewesen, mit dem anderen rede ich kein Wort mehr.

Koch, 31

Verbitterung? - Nö! - Gewisserweise den Frauen gegenüber - allen die mich abgewiesen haben.

Koch, 25

Ich bin Heimatvertriebene. Was man da über sich ergehen lassen mußte! - Naja.....

Frau, 67

Ich kann meinen Eltern die Schläge als Kind bis heute nicht verzeihen.

Krankenschwester, 50

Ich kann meiner Mutter nicht verzeihen, daß sie nicht verhütet hat.

Verkäufer, 34

Bach-Blüten Seminare

Internationales Zentrum für Neue Therapien
mit Bach-Blüten, ätherischen Ölen und Edelsteinen
Hanau (Deutschland), Badhoevedorp (Holland), Merate (Italien)
E-Mail: info@bach-blueten-ausbildung.de
Internet: www.bach-blueten-ausbildung.de
BRD: Postfach 1712, D-63407 Hanau, Fax: 06181/24 640

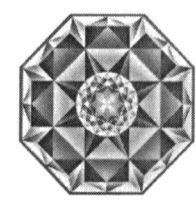

Seminarleiter:
Dietmar Krämer (Deutschland, Schweiz)
Hagen Heimann (Österreich, Südtirol)
Madeleine Meuwessen (Niederlande, Belgien)
Sigrid Sailer (Italien)

Weiterführende Literatur

Dietmar Krämer, Neue Therapien mit Bach-Blüten 1 – 3,
 Ansata-Verlag, München
Dietmar Krämer, Esoterische Therapien 1 + 2,
 Ansata-Verlag, München
Dr. Edward Bach, Gesammelte Werke, Aquamarin-Verlag,
 Grafing
Nora Weeks, Edward Bach, Hugenbubel-Verlag, München

Software

Dietmar Krämer, Neue Therapien mit Bach-Blüten, ätherischen
 Ölen und Edelsteinen in Verbindung mit Bach-Blüten Haut-
 zonen, CD-ROM für PC und Mac, Media Connect, Augsburg
Dietmar Krämer, Bach-Blütentherapie, Freeware für PC und
 Mac, Isotrop-Versand, Bad Camberg

Internet: www.bach-blueten-software.de